ASSOCIATION FRANÇAISE D'UROLOGIE

20 Octobre 1898

Dr J. ESCAT (de Marseille).

NOTE SUR UN CAS DE BACTÉRIURIE

ET SUR LA RÉSISTANCE DE LA VESSIE A L'INFECTION

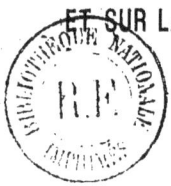

UNE VARIÉTÉ DE

RUPTURE TRAUMATIQUE DE L'URÈTRE SPONGIEUX

TRAITEMENT DE LA BLENNORRHAGIE

PAR LE CYANURE DE MERCURE

QUELQUES

OBJETS UTILES AUX URINAIRES

1° Muselière élastique destinée à fixer la sonde à demeure et à permettre la déambulation ;
2° Canule en cuivre argenté avec robinet à bascule pour lavages de l'urètre et de la vessie ;
3° Seringue vésicale stérilisable en aluminium.

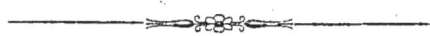

CLERMONT (OISE). — IMPRIMERIE DAIX FRÈRES

3, PLACE SAINT-ANDRÉ, 3

1899

NOTE SUR

UN CAS DE BACTÉRIURIE

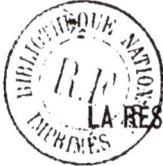

ET SUR

LA RÉSISTANCE DE LA VESSIE A L'INFECTION

PAR

Le Dr Jean ESCAT (de Marseille).

J'ai eu l'occasion d'observer un cas de bactériurie qui m'a paru intéressant à plusieurs points de vue.

La bactériurie, d'après Krogius, est caractérisée par la présence des microbes dans l'urine fraîchement émise et par l'absence de symptômes prononcés indiquant un processus inflammatoire des voies urinaires.

Le cas de mon malade ne répond pas, à la lettre, à cette définition, car il s'agit d'un homme atteint d'une vieille uréthrite postérieure, avec gros filaments dans le 1er jet, goutte militaire intermittente et douleurs pendant l'éjaculation.

Mais il y avait une telle disproportion entre la pullulation microbienne considérable dans l'urine et les symptômes urinaires minimes que j'ai pu regarder le cas comme un exemple typique de bactériurie.

L'urine de ce malade a toujours été examinée par moi à l'émission, après un grand lavage de l'urèthre antérieur. Elle était louche, floconneuse, nettement acide et conservait longtemps cette réaction.

Chauffée ou traitée par les acides, elle ne donne aucun précipité albumineux.

Le premier jet d'urine était cependant chargé de gros filaments lourds.

Ces filaments formés par des leucocytes et une matière muqueuse renfermaient une très grande quantité de bacilles ayant les réactions colorantes du coli ; le reste de l'urine était chargé des mêmes bacilles et d'une très petite quantité de leucocytes ; quant au sédiment recueilli, il offrait les caractères d'une culture pure.

L'histoire de ce malade n'explique pas cette prodigieuse pullulation microbienne.

C'est un homme de 54 ans, d'aspect vigoureux, quoique pâle et neurasthénique.

Une scarlatine dans son enfance. (J'ignore s'il y eut de la néphrite.)

Une scarlatine dans son enfance et plusieurs blennorrhagies il y a 20 ans, tel est tout son passé urinaire. Les blennorrhagies ne furent jamais compliquées de cystite, ni d'orchite. Il a conservé une goutte chronique pendant fort longtemps et maintenant encore, elle reparaît de temps en temps.

Il y a 2 ans, un médecin lui trouva de l'hydrocèle et lui fit une ponction suivie d'injection iodée. Vers la même époque il souffrait du périnée et de symptômes nerveux bizarres, on le crut atteint de néphrite et il fut mis au régime lacté. On n'avait trouvé cependant que des traces d'albumine et quelques cylindres ? Le diagnostic de neurasthénie finit par être porté et les multiples analyses d'urine que me montre le malade n'autorisent pas en effet à invoquer une affection rénale.

Actuellement, le syndrome urinaire est réduit à celui d'une uréthrite postérieure banale, il se plaint de douleurs périnéales, quand il est assis, l'éjaculation est douloureuse. Mais son imagination vive me paraît fort surexcitée par ces symptômes. Je constate un urèthre libre, avec un léger anneau d'uréthrite chronique qui admet la boule 23. La vessie se vide bien et accepte facilement 600 gr. d'eau boriquée. Le palper rénal est négatif. Il en est de même du toucher rectal.

Seul l'examen de l'urine indique une infection urinaire.

Je n'ai pu trouver l'origine précise de cette bactériurie. Je me suis demandé si elle était liée à l'uréthrite postérieure, seule affection nette dans le cas actuel ; l'examen de la goutte matinale pratiqué plusieurs fois n'a jamais montré de bacilles ; en revanche, les filaments du 1er jet en étaient littéralement farcis. L'intéressante observation publiée récemment par Noguès semble appuyer cette opinion (1) ; elle montre que la possibilité d'une vésiculite ou d'une épididymite coli-bacillaire doit être prise en sérieuse considération.

Notre malade est encore atteint d'hydrocèle double, car il reste encore un peu de liquide dans les deux vaginales ; il a des signes de vaginalite chronique et des nodules épididymaires de cause indéterminée. Peut-être le coli-bacille joue-t-il un rôle dans la pathogénie de ces hydrocèles inexpliquées qui se présentent si fréquemment, comme le résultat d'une infection épididymaire torpide et atténuée ?

Je pose la question, n'ayant pas assez d'arguments pour la résoudre.

Il est possible d'admettre ici que le coli est venu par la paroi vésico-rectale. Mais on ne peut prouver cette migration, pas plus que pour la voie rénale, où la voie uréthrale.

Le malade n'avait jamais été sondé avant de venir me voir.

Quelle que soit leur origine, les bacilles ont pullulé dans la vessie en quantité prodigieuse sans provoquer de réaction de la part de cet organe.

Pour Rovsing, de Copenhague, c'est une preuve de l'innocuité du coli, et la bactériurie lui paraît surtout démontrer que le coli peut pendant des années vivre impunément

---

(1) Noguès. — Vésiculite pseudo-membraneuse à coli-bacille épididymite et vaginalite consécutive. (Ann. g. ur., juin 1897.)

dans l'appareil urinaire comme un saprophyte inoffensif.

Pour moi, je ne vois dans mon observation qu'un cas d'immunité de l'organe ou de l'organisme du malade.

En dehors de l'objection que l'on pourrait trouver dans le degré de virulence du microbe, il faut tenir compte de la résistance bio-chimique des organes, si variable suivant les individus et souvent même suivant la partie de l'organe ou de l'appareil considéré. Les diverses portions de l'appareil urinaire présentent des résistances spéciales à chaque portion.

Le même microbe peut pendant des années faire suppurer le bassinet et l'uretère et respecter la vessie. Rovsing lui-même insiste sur les coli-pyélites sans cystite. Je viens d'en observer un cas des plus nets chez une jeune femme, la quantité de pus était considérable, cependant la vessie de cette malade était intacte et présentait également une tolérance exceptionnelle pour les lavages au nitrate d'argent. Tous les chirurgiens ont observé des cas analogues.

Dans bien des cas la résistance de la vessie aux agents chimiques est l'analogue de la résistance aux éléments microbiens. Chez le malade qui fait l'objet de cette note, le nitrate d'argent en instillations et en lavages était également toléré d'une façon exceptionnelle.

Cette résistance exceptionnelle des organes permet d'expliquer des cas d'immunité vésicale qu'on a relevés à la suite des communications d'abcès avec la vessie (1). Mon maître M. Guyon a toujours insisté dans ses cliniques sur les conditions de santé si variables dans l'appareil urinaire, et la question du terrain et des causes prédisposantes ne saurait être trop prise en considération pour expliquer les phénomènes cliniques. Nous savons avec quelle facilité certains malades voient les diverses parties de leur appareil urinaire s'infecter successivement jusqu'aux lésions définitives, tandis que d'autres, placés dans des conditions analogues, gar-

(1) LEGUEU et LABADIE-LAGRAVE. *Traité de Gynécologie.*

dent pendant des années leur vessie atteinte de lésions profondes, sans que le rein soit touché ou sans qu'il soit touché
sérieusement. La cause de ces résistances variables est com-
plexe. L'origine embryonnaire différente des segments
d'appareil crée en pathologie des réactions variables et bien
connues. Cette immunité locale particlle est tout aussi
importante que l'immunité générale de l'organisme.

Chez mon malade, la résistance de l'appareil urinaire
m'a paru être toute spéciale au sujet, et c'est ainsi que j'ai
interprété le rôle inoffensif des bacilles.

J'ajouterai que la dilatation et les instillations de nitrate
d'argent ont fait disparaître les douleurs pendant l'éjaculation ; mais, malgré de nombreux lavages quotidiens au nitrate d'argent, malgré le salol et les boissons abondan-
tes, je n'ai pu débarrasser mon malade de ses nombreux bacilles. Une saison à Evian l'a cependant amélioré. J'aurais
eu recours à la sonde à demeure si la malade avait voulu
interrompre sa profession.

Toutefois, je me demande si je finirai par avoir raison de
ces microbes transformés en parasites, peu dangereux actuellement pour leur commensal immunisé, mais suscep-
tibles peut-être, d'agir demain comme agents infectieux si
leurs propriétés se modifient ou si la résistance de l'appareil
urinaire faiblit en quelque point.

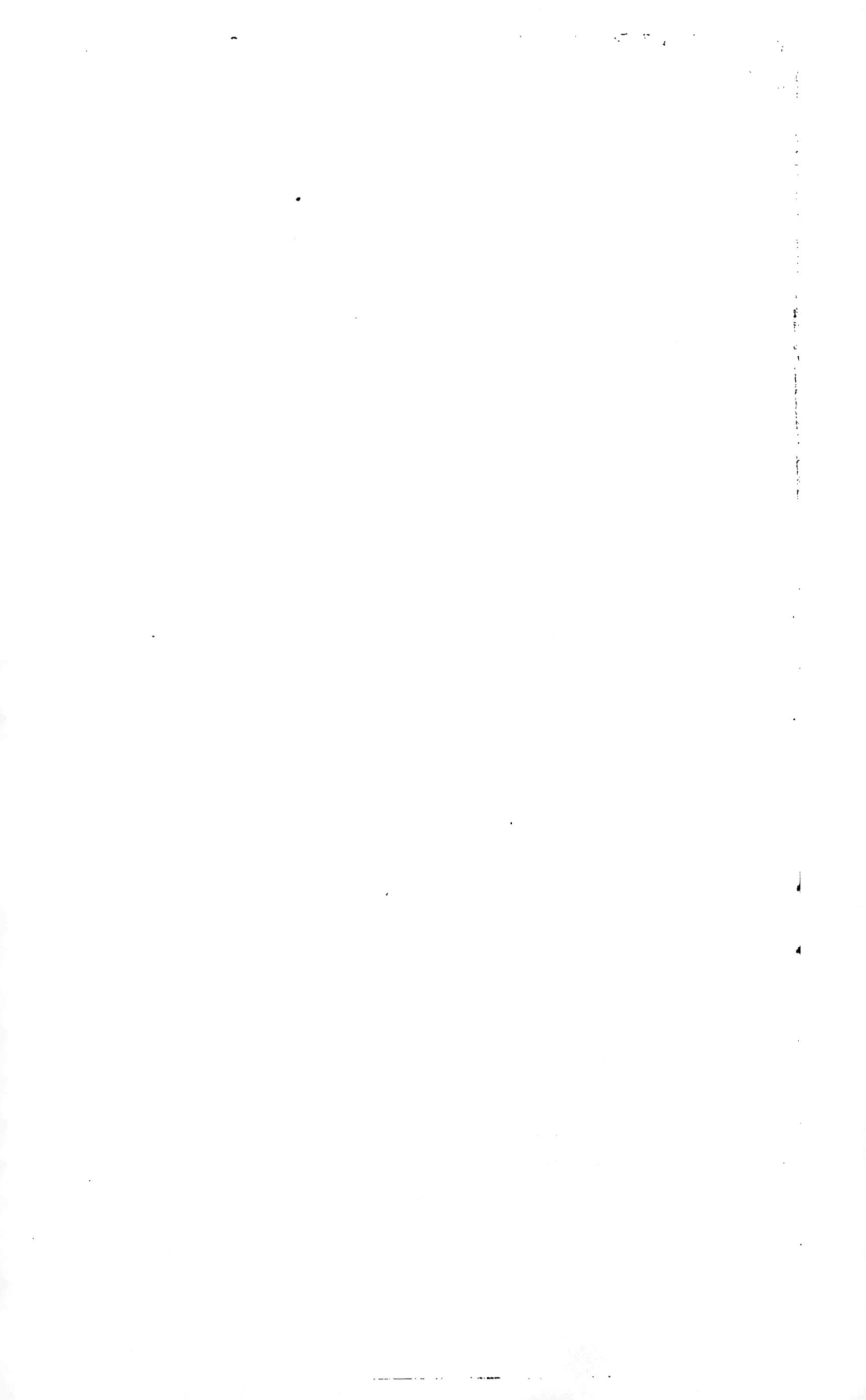

UNE VARIÉTÉ DE RUPTURE TRAUMATIQUE

DE

L'URÈTRE SPONGIEUX

Par M. le Dr Jean ESCAT (de Marseille)

J'ai observé un cas de rupture traumatique de l'urèthre spongieux qui m'a paru différer quelque peu des formes anatomo-cliniques actuellement admises. Un mécanisme peu fréquent a déterminé cette rupture : un jeune homme de 19 ans atteint de blennorrhagie aiguë était assis et en état d'érection : une jeune fille vint s'asseoir brusquement sur ses genoux. Il sent aussitôt « une sorte de craquement dans la verge et éprouve une violente douleur analogue à un coup de couteau ; la réaction fut si vive qu'il jeta la jeune personne à trois mètres de lui ». Il constate sur le champ que l'érection a subitement cessé et dans les heures qui suivent une grosseur se forme au niveau de la région péno-scrotale de l'urèthre.

Pas une goutte de sang ne sortit de l'urèthre, la première miction, comme les suivantes, s'effectua normalement sans douleur, sans gène appréciable, sans coloration rosée de l'urine.

Dès le lendemain, la verge et les bourses étaient complètement noires et envahies par une ecchymose qui diffusait vers les régions voisines ; les jours suivants l'ecchymose prit les colorations successives de tout épanchement sanguin ; elle disparut lentement.

Au bout de 6 mois la miction devint moins facile : jusque

là il lui sembla que le jet avait progressivement diminué de grosseur. A partir du sixième mois le jet a rapidement diminué. Depuis un an il urine par petits filets.

La première crise de rétention est survenue il y a quatre mois, elle cessa spontanément ; la seconde survint au Puy, où le malade était de passage ; avant son départ, on lui avait passé une bougie 9.

Au Puy, on ne put arriver à le sonder et après deux ponctions vésicales on me l'envoya.

Je constatai une grosse virole péno-scrotale. Après quelques tâtonnements je pus passer un conducteur et pratiquer l'uréthrotomie interne avec l'instrument de Maisonneuve. Je sectionnai le rétrécissement péno-scrotal extrêmement dur et un autre anneau postérieur au premier. L'hémorrhagie et la douleur furent plus accentuées que d'habitude, je plaçai une sonde 17. Les suites furent normales. Je pus le dilater jusqu'au 29 Charrière, mais à ce degré la résistance était très grande.

Il est de toute évidence que, dans ce cas, la muqueuse uréthrale n'a pas été lésée, car il n'y a pas eu d'uréthrorrhagie.

Nous avons donc eu affaire à une rupture du tissu spongieux sous-muqueux de l'urèthre, ce que Reybard et après lui Terrillon ont appelé la rupture interstitielle de l'urèthre.

L'étude de ce type anatomo-clinique a été reprise dernièrement par Baron, interne de Bazy, qui en a donné une étude intéressante (1), avec les observations de notre maître.

Cette rupture est constituée par une déchirure intra-pariétaire des aréoles spongieuses, entre la muqueuse et la fibreuse, ces deux enveloppes restant intactes limitent un hématome intra-pariétal.

Les malades n'éprouvent après l'accident ni rétention

(1) *Presse médicale*, 1898.

d'urine complète, ni uréthrorrhagie, ni écoulement purulent par le canal, mais plus tard ils ont un rétrécissement rebelle.

Mon cas me paraît différer de cette description, en ce sens que la fibreuse a été rompue en même temps que les trabécules spongieuses.

Je n'insisterai pas sur la cessation brusque de l'érection qui semble cependant indiquer plutôt une évacuation sanguine immédiate hors de la fibreuse dans un espace tout fait comme la loge périnéale antérieure ; j'attirerai l'attention sur l'ecchymose considérable qui a envahi rapidement la loge périnéale.

On note bien dans les observations de rupture de l'urèthre, des ecchymoses sur la verge, mais dans la majorité des cas le mécanisme de la rupture par chute à califourchon et par choc direct comporte une attrition des tissus. Chez mon malade, il me paraît difficile d'admettre une attrition de la région, comme cause de l'infiltration sanguine subite. Dufour, cependant, a cité le cas d'un jeune homme en demi-érection sur les genoux duquel tomba une jeune fille ; il y eut rupture de la veine dorsale, hématome, et la verge prit un volume considérable.

Chez mon malade, la lésion siège à la face inférieure de la verge où immédiatement il se forme une tumeur. L'urèthre turgide et rétracté par l'inflammation paraît s'être rompu comme une tige que l'on ploie jusqu'à demi-rupture; il a cédé par sa circonférence externe.

D'après la position indiquée par le malade le penis paraît avoir été ployé en concavité dorsale.

L'intégrité de la fibreuse comporte la localisation de *l'hématome* entre la muqueuse et la fibreuse, le sang ne peut envahir subitement toute la loge périnéale, comme chez mon malade.

En étudiant les descriptions classiques des ruptures de *l'urèthre* spongieux on remarque que la combinaison d'une *rupture* spongio-fibreuse, sans lésion de la muqueuse n'est pas admise. Reybard admet :

1° La rupture incomplète de l'urèthre spongieux, rupture incomplète interstitielle avec intégrité de la muqueuse et de la fibreuse.

2° La rupture complète portant sur les trois tuniques de l'urèthre.

Terrillon ajouta un troisième type, c'est la rupture des aréoles spongieuses et de la muqueuse avec intégrité de la fibreuse.

L'observation de mon malade me fait croire à la possibilité d'une rupture des aréoles spongieuses et de la fibreuse avec intégrité de la muqueuse.

Je crois qu'on peut résumer ainsi ces types anatomo-cliniques de ruptures de l'urèthre spongieux :

Tantôt la rupture est complète et porte sur *tout* ou partie de la circonférence des trois tuniques ; elle est spongio-fibromuqueuse (on a alors tous les signes de ruptures de l'urèthre); tantôt elle est incomplète et donne lieu à trois formes :

1° *Rupture interstitielle spongieuse de Reybard*, avec intégrité de la muqueuse et de la fibreuse ; elle donne lieu « à un hématome intra-pariétaire » sans *uréthrorrhagie* et peut être accompagnée d'ecchymoses par attrition directe des tissus.

2° *Rupture spongio-muqueuse de Terrillon* avec intégrité de la fibreuse, par contusion directe. Il y a déchirure de la muqueuse et uréthrorrhagie.

3° *Rupture spongio-fibreuse* avec intégrité de la muqueuse (Observation personnelle). L'urèthre crève dans la loge périnéale ; le mécanisme a été ici une flexion probable de la verge en concavité dorsale ; il y a eu absence d'uréthrorrhagie et épanchement sanguin immédiatement infiltré dans la loge périnéale superficielle.

Il n'y a pas eu de rupture des corps caverneux et l'érection est toujours restée normale depuis.

Toutes ces formes aboutissent au rétrécissement plus ou moins rapide.

TRAITEMENT DE LA BLENNORRHAGIE.

PAR LE

CYANURE DE MERCURE

PAR

Le Docteur Jean ESCAT (de Marseille.)

Depuis les travaux de Chibret, de Clermont (1), nous connaissons la puissance antiseptique et l'innocuité de l'oxycyanure et du cyanure de mercure. Cependant les avantages de ces deux sels sur les autres sels mercuriels n'ont pas été appréciés jusqu'ici à leur juste valeur, sauf peut-être en chirurgie oculaire.

Il semble que ce mot de cyanure évoque l'idée d'un toxique difficile à manier, mais il y a là une apparence trompeuse, le cyanure de mercure, grâce à sa fixité, ne présente aucun danger comme cyanure. Chibret a pu utiliser sur la conjonctive des solutions concentrées à 1/30.

La vessie et l'urèthre acceptent également des solutions à 5/1000, sans inconvénient.

Depuis longtemps M. Albarran emploie l'oxycyanure de Hg dans le traitement de la blennorrhagie ; il en a retiré des résultats suffisants à la dose de 0,50 centigr. à 1 gr. pour 1000 et il préfère ce sel au permanganate de potasse.

M. Eraud, de Lyon, se sert également de temps en temps

(1) Congrès international d'ophtalmologie à Heidelberg. 1887. *Archives d'ophtalmologie de* 1893.

de l'oxycyanure en injections et lavages à 1/200. Notre collègue a bien voulu m'écrire qu'il avait obtenu de cette substance des résultats au moins aussi bons que ceux obtenus avec d'autres substances ; mais il ne paraît pas lui accorder une valeur thérapeutique de choix (1)

J'ai, pour ma part, utilisé le cyanure de mercure dans 16 cas de blennorrhagie. Je crois que ses effets peuvent varier beaucoup suivant la façon dont on l'emploie, mais mes conclusions sont en faveur de la supériorité de ce sel sur les autres antiblennorrhagiques.

Sur les conseils du Dr Chibret, j'ai abandonné l'oxycyanure de mercure pour le cyanure. « La droguerie, en effet, ne fournit pas sous la formule d'oxycyanure un produit identique : tantôt ce sel attaque l'acier, tantôt il ne l'attaque pas ; le cyanure de mercure est au contraire un sel bien défini et sa valeur antiseptique est à peine différente de celle de l'autre cyanure ».

Trois faits importants sont à relever dans l'action du cyanure de mercure : sa puissance antiseptique, la tolérance et la réaction toute spéciale des muqueuses vis-à-vis de lui.

Le cyanure de Hg a un pouvoir antiseptique presque équivalent à celui du sublimé et du biiodure, mais tandis que ces derniers sont extrêmement irritants et utilisables dans l'urèthre à des doses minimes, 0,10 centigr. à 0,20 centigr. pour 1000, le cyanure de Hg, au contraire, peut être très bien supporté à 5 gr. pour 1000 par la muqueuse uréthro-vésicale.

« Sur la conjonctive, la tolérance des tissus et le peu d'absorption permettent d'utiliser des solutions trois fois plus fortes que celles de sublimé équivalant à un pouvoir antiseptique 3 fois plus grand. »

Dans l'urètre les doses tolérables varient suivant l'inflammation de l'urèthre et suivant les susceptibilités indivi-

(1) Je suis heureux de remercier ici MM. les Dr CHIBRET et ÉRAUD des renseignements qu'ils ont bien voulu me fournir.

duelles très variables à ce sujet. En général, les doses de 1 gr. et 2 gr. pour 1000 sont facilement acceptées, en grands lavages uréthro-vésicaux; les doses supérieures sont utiles dans certains cas, mais on ne doit y avoir recours que progressivement, car si j'ai pu, sans provoquer la moindre douleur faire des lavages à 5 pour 1000, j'ai aussi observé des réactions très violentes, avec des doses faibles, dans 2 cas.

Chez un malade qui d'ailleurs ne pouvait tolérer les lavages de permanganate à 1 pour 4000, j'ai eu des accidents de cystite, qui durèrent 48 heures, avec un lavage Hg Cy à 0,30 centigr. pour 1000.

Dans un autre cas (obs. IV), l'exsudation provoquée par un lavage de Hg Cy affecta presque le caractère uréthrorrhagique et pendant 10 jours, une sérosité rougeâtre s'écoula en abondance.

Il est très facile d'éviter les réactions trop vives en tâtant les malades. Le Docteur Chibret est arrivé progressivement à mettre sur la conjonctive des solutions à 1 pour 30.

Je n'ai pas employé des doses pareilles pour l'urèthre, mais il est permis d'envisager la possibilité de leur usage sinon en lavages du moins en instillations. Il y a là un moyen puissant sur lequel je ne puis encore me prononcer et qui appelle des recherches nouvelles.

La cocaïne peut être associée sans inconvénients au cyanure de Hg. Aussi les affections chroniques de l'urèthre et de la vessie pourront peut-être bénéficier de ces doses énormes qui paraissent même au premier abord « invraisemblables. »

Grâce à la cocaïne j'ai pu éviter toute douleur au malade pendant les lavages à forte dose, et j'ai pu, dans les périodes aiguës, franchir le sphincter membraneux avec facilité.

Systématiquement, je cocaïnise la plupart de mes malades, afin d'effectuer les lavages dans les meilleures conditions. A partir de 1 gr. 50, 2 gr. pour 1000, et quelquefois à des doses moindres, le cyanure de Hg peut être irritant et déterminer de vives cuissons ; le passage dans la vessie serait alors impossible, sans anesthésie préalable de l'urètre ; on s'exposerait à faire saigner l'urèthre et à provoquer de la cystite ou de l'orchite comme on en provoque lorsqu'on use mal du permanganate; l'action antiseptique n'est d'ailleurs possible que dans ces conditions.

Un autre avantage du cyanure de Hg, c'est de ne pas coaguler les masses albuminoïdes comme le sublimé. Cette coagulation constitue, on le sait, une véritable protection mécanique pour les microbes, le cyanure échappe à cet inconvénient, son pouvoir antiseptique en est ainsi augmenté.

Le dernier fait important qu'on relève dans l'action du cyanure, c'est la réaction toute spéciale qu'il provoque de la part des muqueuses.

Dès qu'on arrive à la dose irritante, très variable suivant les sujets, l'écoulement gonorrhéique change subitement de nature ; il se produit une exsudation séro-hématique qui peut atteindre des proportions considérables. Dans plusieurs cas les vêtements du malade ont été traversés ; le linge est marqué de taches grises quelquefois rosées à la périphérie. Ces taches empèsent fortement le linge comme des taches de sperme ; l'écoulement s'effectue souvent goutte à goutte d'une façon continue, ces gouttes sont tantôt limpides, et au microscope on constate une petite quantité d'hématies et de globules blancs ; d'autres fois les globules sont plus nombreux, et l'écoulement est roussàtre. Parfois la goutte est plus épaisse, séro-grumeleuse ou bien blanchàtre et rappelant l'albumine de l'œuf.

Ces divers aspects traduisent une transformation complète de l'écoulement due à la réaction spéciale des tissus. Cette réaction est très peu pyogène, elle rappelle l'exsudation qui suit parfois les lavages de permanganate, mais cette dernière n'atteint jamais ni une pareille proportion, ni surtout une pareille continuité.

L'exsudation sérohématique peut en effet se prolonger

plus d'une semaine après le dernier lavage, alors que le gonocoque a disparu et que la guérison est assurée. Il y a là une vraie réaction sérothérapique. Ce milieu uréthral sans cesse renouvelé par l'abondance de la sécrétion paraît impropre à la pullulation du microbe. Pendant cinq jours après la cessation d'un traitement, l'examen le plus minutieux n'a pu, dans un cas, déceler la présence des gonocoques, ils reparurent malheureusement à cette période et ne disparurent que par de nouveaux lavages.

La réaction spéciale ne se produit pas toujours ; certains malades guérissent avec une simple transformation de l'écoulement ; ils n'ont aucune exsudation séreuse. Dans un cas, j'ai fait 8 lavages successifs, de 1 à 2 gr., sans provoquer la réaction ; il s'agissait d'un écoulement suraigu. Je dus suspendre le traitement, car la cuisson après les lavages était vive ; 8 jours après la cessation du traitement, le malade eut une orchite et les accidents inflammatoires prirent une telle intensité que toute intervention était impossible.

Il est donc facile de démontrer que le cyanure de Hg est le plus puissant antiseptique utilisable dans le traitement de la blennorrhagie ; mais ce n'est pas prouver qu'il est le plus actif antigonococcique, le dernier mot doit rester aux faits cliniques.

Nous savons déjà que le traitement de l'uréthrite à gonocoques par les antiseptiques les plus éprouvés est fertile en déceptions.

Le grand obstacle à la guérison de la blennorrhagie par les antiseptiques se présente surtout comme un obstacle mécanique ; c'est toujours la question du foyer gonococcique inaccessible à l'antiseptique, soit par sa situation (foyers des couches profondes, culs-de-sac glandulaires), soit par l'œdème de la muqueuse et l'hyperesthésie inflammatoire qui rend toute désinfection locale impossible.

Les rechutes traduisent le réensemencement du canal par ces foyers inaccessibles.

Depuis les recherches de Legrain, nous savons que le gonocoque, superficiel à la première période de la blennorrhagie, devient profond pendant la période d'état et remonte à la surface dans les dernières périodes. C'est en somme le cycle logique de toute inflammation des téguments et des muqueuses qui se termine par la desquamation ou l'exfoliation des couches, et le renouvellement des tissus malades ; et le rejet à la surface des germes infectieux en est la conséquence.

C'est donc à la première et à la dernière période de la maladie que les antiseptiques pourront agir avec le plus d'efficacité et atteindre le gonocoque.

Même avec le cyanure de mercure, la période d'état reste la période des déceptions thérapeutiques. Toutefois à part quelques cas suraigus, il faut toujours tenter une intervention avec tout le tact que comporte le cas, et l'on arrivera très souvent à d'excellents résultats.

Comme moyen de traitement abortif, le cyanure de Hg me paraît être l'antiseptique de choix ; sur 4 cas, j'ai eu 3 succès. Quant au quatrième, le malade semblait absolument guéri au 3e jour, lorsque l'écoulement reparut le quatrième ; l'urèthre profond était pris. Je crois que, dans ce cas, si dès le 1er et le 2e lavage j'avais utilisé une solution forte à 3, 4, 5 pour 1000, j'aurais eu un autre résultat ; j'élevai les doses trop tard et je ne pus empêcher l'infection de l'urèthre profond.

Pour le traitement abortif, les lavages de l'urèthre antérieur doivent être faits avec une solution à 2, 3, 4, 5 pour 1000, peut-être y aurait-il avantage à faire d'emblée un lavage à 5 pour 1000 ou une instillation à dose concentrée ?

Les autres périodes de la blennorrhagie sont bien difficiles à délimiter schématiquement au point de vue thérapeutique. En règle générale, le cyanure est indiqué dès que les lavages peuvent s'effectuer avec facilité, et sans trop de cuisson. Grâce à la cocaïne en instillations, la période thérapeutique peut être ouverte plus tôt.

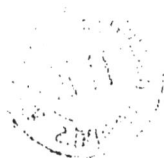

Dès que les gonocoques ont disparu on peut suspendre la médication ou diminuer la dose suivant le degré de réaction des tissus ; des interruptions d'épreuve seront faites ; on reprendra la médication dès que le gonocoque reparaîtra. J'ai actuellement pour habitude d'élever les doses en partant de 0,50 ou de 1 gr. jusqu'à production de l'exsudation caractéristique. J'entretiens cette exsudation pendant quelques jours après la disparition des gonocoques; je suspens ensuite le traitement en surveillant l'exsudation par l'examen microscopique quotidien.

Sur 12 cas de blennorrhagie à la période d'état, j'ai eu deux échecs marqués. C'est d'abord le cas suraigu dont j'ai parlé plus haut. Après 8 lavages le malade a voulu interrompre le traitement. 8 jours après, les phénomènes inflammatoires avaient augmenté d'intensité et une orchite apparaissait; la continuation du traitement aurait peut-être évité cette complication ? Le second cas est le malade chez qui j'ai tenté sans succès le traitement abortif ; et que j'ai ensuite successivement traité sans résultat par le cyanure et par le protargol pendant 15 jours. Il a été obligé de partir en voyage. J'ai déjà compté cet insuccès au traitement abortif.

Enfin, je noterai un cas où j'ai usé du permanganate et du cyanure, mais que je compte à l'actif du cyanure, car il n'avait plus de gonocoques lorsque j'ai pris le permanganate. Un quatrième malade en excellente voie a interrompu son traitement parce que la continence lui pesait.

En résumé, sur 16 cas j'ai eu 12 guérisons ; mais je ne veux pas insister sur la valeur toute relative de ces chiffres. Nous connaissons trop la variabilité des faits cliniques et la facilité extrême des fausses interprétations en thérapeutique. Je crois néanmoins que les avantages du cyanure de mercure sont trop délaissés, et que mieux connu et mieux manié, il constituera un moyen des plus énergiques à opposer au gonocoque.

En terminant, je rappellerai encore que si l'emploi du cya-

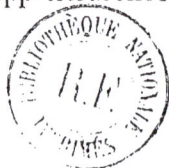

nure comporte quelques inconvénients, ils sont faciles à
éviter : la cocaïne doit être employée chez tous les sujets
sensibles et dans les cas de vive irritation. Les doses doivent être graduées progressivement sous peine de réaction
violente.

Après la disparition du gonocoque, la persistance de l'exsudation séreuse peut se prolonger parfois d'une façon anor-
male pendant 8, 10 à 12 jours ; dans un cas je l'ai arrêtée
avec un lavage au nitrate. Cette exsudation m'a paru sans
inconvénient et compatible avec un bon état de la muqueuse. J'espère d'ailleurs, dans une note ultérieure, pouvoir fournir des résultats plus concluants sur cette question.

Je joins à ce travail les 16 observations qui lui ont servi
de base.

OBSERVATION I

D., artiste, 32 ans, vient le jeudi 30 juin, pour écoulement datant
de 8 jours. — Gonocoques caractéristiques. Plusieurs blennorragies guéries par les lavages au permanganate. Ces lavages
ont été faits à la 3ᵉ période de la blennorragie. Les traitements
ont été longs.

Pseudo-guérison après 3 lavages au permanganate à 25 centigr. dans l'urètre antérieur, rechute nouvelle, série de lavages complets au permanganate à 1 pour 1000.

Après le 7ᵉ lavage, échec. Toutefois, pas de réaction douloureuse, ni inflammation.

8 juillet. Lavage au nitrate 0,50 pour 1000. Réaction très vive.
Ecoulement et gonocoques abondants.

Traitement antiphlogistique jusqu'au 20 juillet.

20 juillet. Je commence le cyanure de mercure ; l'écoulement
est blanc et semble propice pour une action énergique ; lavage
1 p. 1000.

21 juillet. Lavage 2 p. 1000. Un peu de douleur pendant les mictions.

22 juillet. Écoulement abondant clair albumineux. Absence de
gonocoques, microbes divers, staphylo-microcoque, sarcines.

23 et 24 juillet. Lavage 1 p. 1000.

25. Absence de sécrétion purulente. Lavage léger 0,50 centig.
26 juillet. Suspension du traitement. Guérison complète.

OBSERVATION II

M., navigateur, 37 ans. Vient le 1ᵉʳ juin. Ecoulement gonorrhéique, gonocoque hypique. Dernier coït 48 heures avant.
1ʳᵉ blennorragie il y a 10 ans, récidives fréquentes.
1ᵉʳ juin. Lavage permanganate 1 p. 1000.
2 et 3 juin. Nouveaux lavages, lavage des 2 urèthres.
Guérison complète en 5 lavages, goutte sans gonocoques.
Exploration du canal : absence de rétrécissement.
Revient le 20 juillet. Depuis son départ il a gardé, dit-il, un
léger suintement. Il y a 3 jours, coït avec la femme qui l'avait
infecté en juin. Actuellement écoulement verdâtre, méat rou-
ge tuméfié. Gonocoques abondants.
30 juillet. 1ᵉʳ lavage IIg. Cy. 1/1000 1 litre.
31 juillet. 2ᵉ lavage. 2 p. 1000 ; il y a déjà une amélioration
convenable. 3ᵉ lavage le soir 1/1000. — Indolence complète.
1ᵉʳ août. Examen de goutte, pas de gonocoques.
2 août. Dernier lavage 1 pour 1000, repos jusqu'au 6 août, car
la sécrétion, encore assez abondante, est comme du blanc d'œuf
et sans microbes.
6 août. Très légère sécrétion sans microbe. Lavage nitrate
d'argent 0,50 cent. p. 1000, montre guérison parfaite et enlève
dernière sécrétion.
Au total 5 lavages de l'urètre antérieur ont suffi ; ils ont été
complètement indolents.

OBSERVATION III

X. 38 ans, vient le 5 mai, atteint de blennorragie subaiguë
compliquée de cystite et d'orchite double. Etat général très
mauvais.
1ʳᵉ blennorragie à l'âge de 18 ans, guérie spontanément.
Dernière infection le 28 janvier, traitée immédiatement par
balsamiques. Lavages au permanganate, continuation du coït.
Une orchite double accompagnée de cystite fut le résultat de
ce traitement prématuré et de ce régime.
Examen de goutte jaune épaisse, gonocoques intra-cellulaires
typiques.

Double épididymite, noyaux très durs.

Vésicules et prostate normaux.

Urines très troubles, alcalines. Mictions terminales douloureuses.

1er lavage Hg. Cy. 1 pour 1000. 2 urèthres sans difficulté, vessie très sensible.

6 mai. Amélioration notable de l'uréthrite et de la cystite. Il a beaucoup souffert la veille : le gland n'est plus enflammé, il est rétracté, pâle, urines toujours alcalines.

2e lavage 1/1000, vessie plus calme.

7 mai. A souffert encore. Amélioration progressive.Toutefois, vessie toujours sensible ; je fais instillation de nitrate 1 %.

8 et 9 mai. Instillation, calme et cystite.

11 mai.Cystite calmée, malade en très bon état, urines claires. Toutefois gonocoques persistent.

Je reprends lavage à 2 p. 1000 bien toléré, mais cuisson assez vive. Le malade se croit guéri et veut absolument aller passer quelques jours à la campagne pour refaire son estomac, et reprendre sa vie habituelle. Je ne l'ai pas revu.

OBSERVATION IV

V. 17 ans, collégien, vient le 7 mai. Blennorragie depuis 2 mois, gonocoques abondants. 4 lavages au permanganate à 0,25 centigr. pour 1000 font tout disparaître.

Le 8 mai. Sécrétion insignifiante aseptique.

Le 21 mai. Récidive aiguë,écoulement abondant,gonocoques.

1er lavage. Hg. Cy. 1/1000, facile, sans cocaïne, légère cuisson après le lavage.

22 mai. Ecoulement semble disparu et remplacé par sécrétion sero-sanguine très claire.

2e lavage 2 gr. pour 1000 demi-litre seulement, cuisson, très vive, impossible de passer dans l'urèthre profond ; la douleur donne une légère défaillance au malade.

23 mai.Le malade revient,il a eu un écoulement sérohématique très abondant, une véritable uréthrorrhagie qui tacha sa chemise, spasme uréthral et congestion diminuent le jet. Suspension de tout traitement.

25 mai. Suintement sero-hématique persiste, mais moindre ; pas de pus au méat.

4 juin. Très légère poussée d'épididymite à gauche, suintement insignifiant toujours brunâtre.

6 juin. Lavage au permanganate, 0,25 centig. passe facilement.

Du 6 au 15 juin. Lavages légers au permanganate, guérison complète. — Le 20 juin, le malade a eu une pollution qui a été suivie de l'émission de quelques gouttes de sang.

OBSERVATION V

X. 17 ans, pâtissier, vient me consulter pour mictions fréquentes et douloureuses et urines troubles : blennorragie depuis 1 mois. Il y a 8 jours, injection de permanganate suivie de cystite. — Goutte épaisse blanchâtre. Gonocoques.

10 avril. Lavage de l'urèthre. Eau boriquée, instillation de nitrate d'argent à 1 % dans l'urèthre postérieur.

12 avril la cystite a disparu. Je fais un grand lavage au Cyanure de Hg. 1 gr. 50 pour 1000, absolument indolent.

13 avril. Lavage à 2 p. 1000.

14 avril. Lavage 1 gr. 50 pour 1000.

15 avril. Etat stationnaire, goutte épaisse, canal suppure beaucoup, la cystite est calmée. Je crois utile de mettre le malade au traitement antiphlogistique pendant 10 jours.

7 mai. Le malade revient, je fais un lavage au permanganate 0.50 centig. pour 1000.

8 mai et 9 mai. Nouveaux lavages au permanganate. Persistance de la goutte, gonocoques abondants.

10 mai. Je reprends le cyanure ; lavage 2 gr. p. 1000. Indolence absolue.

11 mai. Lavage 3 gr. p. 1000. Indolence complète.

12 mai. Lavage 4 gr. p. 10000. Indolence complète, reste légère sécrétion.

13 mai. Lavage 5 gr. p. 1000, indolence persiste.

14 mai. Le peu de sécrétion qui reste est remplacé par simple humidité. Absence de gonocoques.

Guérison complète sans douleurs et sans réaction inflammatoire.

OBSERVATION VI

M. X., 33 ans, vient le 1er avril pour écoulement qui dure, dit-il, depuis longtemps (?) ; toutefois, réinfection récente paraît probable.

Soigné pour blennorragies multiples et pour rétrécissement,

lavé, dilaté, instillé à plusieurs reprises (à des doses très fortes).

Actuellement, goutte. Ecoulement abondant verdâtre, rempli de gonocoques caractéristiques.

1er avril. Lavage. Hg. Cy. 1 pour 1000, indolent.

2 avril. Amélioration nette. Sécrétion minime. Lavage 3 p. 1000.

3 avril. La réaction a été vive la veille, mais sans grandes douleurs, nullement comparables à celles qu'il a éprouvées par les lavages au sublimé. La sécrétion est minime et privée de gonocoques.

Suspension de traitement 1 jour.

4 avril. Vessie un peu irritée. Je fais instillation à 1 % de nitrate d'argent dans l'urèthre postérieur.

5 avril. 2e instillation au nitrate. Guérison de l'uréthrite paraît assurée. Repos jusqu'au 9 avril. Examen de goutte, pas de gonoc. Je fais instillation de nitrate de l'urèthre postérieur.

14 avril. Nouvelle goutte remplie de gonocoques, lavage de Hg. Cy. 1 p. 1000. Interruption du traitement jusqu'au 16.

16 avril. Persistance de l'écoulement. Le malade se fait une série de 12 lavages à 2 p. 1000. (Hg. Cy.)

27 avril. Irritation assez vive de l'urèthre, sécrétion persiste, mais absence totale de gonocoque. Suspension du traitement prolongée à tort par le malade.

Le 29 avril tout a disparu. Guérison parfaite ; j'ai revu depuis le malade et j'ai dilaté son rétrécissement au Beniqué du 48 au 60.

Tous les lavages ont été faits dans les deux urèthres.

OBSERVATION VII

S., 32 ans, employé, soigné 6 mois avant pour blennorragie et rétrécissement, par Vigneron, puis par moi.

Vient le 18 mars, pour écoulement uréthral, qu'il a constaté le matin. Le dernier coït remonte, dit-il, à 10 jours ; il a été précédé d'un mois de continence.

Je constate une goutte épaisse verte où l'examen microscopique montre des gonocoques caractéristiques.

18 mars. Lavage de l'urèthre antérieur. 1 litre de solution à 2 gr. pour 1000. Lavage absolument indolent.

19 mars. Amélioration considérable. Il y a eu après le lavage un écoulement très abondant. Actuellement sécrétion minime. Nouveau lavage 2 p. 1000 (urèthre antérieur).

20 mars. Légère sécrétion. Examen microscopique. Groupes caractéristiques de gonocoques. Nouveau lavage à 2 p. 1000 (urèthre antérieur et postérieur).

21 mars. Goutte minime, mais épaisse, lavage 3 pour 1000, absolument indolent (2 urèthres).

22 mars. Lavage 4 p. 1000, indolent (2 urèthres).

23 mars. La veille la réaction a été assez vive et a produit des besoins fréquents et douloureux. La sécrétion est séreuse. Lavage à 2 p. 1000.

24 mars. Dernier lavage 2 p. 1000. Guérison paraît complète.

2 avril. Une lettre me confirme la guérison.

Au total 7 lavages, les deux derniers par précautions.

OBSERVATION VIII

C., 18 ans, vient le 6 juillet pour blennorragie. Est venu me consulter en avril pour une uréthrite à gonocoques. Avant de venir, il avait fait un traitement antiphlogistique et il prenait du copahu depuis quelques jours sans succès. Je lui ordonne des injections de protargol, 3 fois par jour. Il a fait des injections de protargol sans succès pendant plus de 2 mois, il gardait chaque fois 10 minutes la dernière injection.

Je constate écoulement subaigu avec nombreux gonocoques (coloration par la thionine phéniquée, vérifiée par la méthode Gram), je fais 2 lavages au permanganate 0,25 centigr. et 0,10 centigr. qui amènent la disparition de l'écoulement.

Le 8 juillet, il reste un suintement sans gonocoques. Je fais un lavage au nitrate d'argent 0,50,1000. Goutte reparaît le lendemain avec gonocoques. Je fais 2 lavages au nitrate, à la même dose, le 10 et le 12 juillet.

Le 14 juillet. Persistance de la goutte épaisse et farcie de gonocoques.

Le 16 juillet. 1er lavage de cyanure de Hg. 0,50 cent. pour 1000. La pénétration sans cocaïne est assez difficile.

Le 17 juillet. Amélioration très nette, a peu souffert. Toutefois, cuisson persiste en urinant.

20-21 juillet. Lavages 1 pour 1000.

22 juillet. Guérison paraît complète, suspension de traitement.

25 juillet. Léger suintement, je fais 2 lavages successifs.

25 et 26 juillet, 2 1000. Après cocaïnisation de l'urèthre, le 27 juillet, il dit avoir vivement souffert en urinant pendant les deux heures qui ont suivi le lavage.

Actuellement, goutte séro-hématique claire, sans gonocoques, suspension du traitement.

Récidive le 8 août, après épreuve de la bière; poussée gono-coccique interne.

9 août. Lavage de Hg Cy. à 2/1000, après cocaïnisation.

10 août. L'écoulement a disparu. Je fais 2ᵉ lavage semblable. Suspension du traitement.

Récidive le 30 août après épreuve de la bière; le malade affir-me toujours ne pas avoir vu de femme.

1ᵉʳ septembre. Lavage 2 p. 1000.

2 septembre — 3 p. 1000.

3 septembre — 2 p. 1000.

4 septembre. Epreuve de la bière, ne fait pas reparaître écou-lement. Revient 8 jours après avec récidive, il a vu une femme, et j'ignore s'il y a eu réinfection. Je recommence une série suivie de lavage. Après 7 lavages, à 2, 1000. La guérison est définitive.

Le 8 octobre, la guérison est confirmée.

Les interruptions de traitement ont été cause de la longue durée du traitement.

OBSERVATION IX

M., étudiant en médecine. Soigné en décembre 1897, pour une première blennorragie des plus rebelles, malgré traite-ment antiphlogistique préalable. 2 séries de permanganate de potasse restèrent sans succès. Je fis alors un lavage de Hg. Cy. 0,25 cent. pour 1000, qui fut indolent. L'écoulement diminua. 2 autres lavages l'un à 0,50 centigr. l'autre à 1 p. 1000, n'ame-nèrent pas la disparition des gonocoques. N'ayant pas encore l'habitude du Hg. Cy. je suspendis le traitement. Je fis 2 lavages de nitrate d'argent 1/2000 qui restèrent sans succès. Après une longue interruption de traitement, une nouvelle série de lava-ges au permanganate amena la guérison complète.

Le 7 août. Le malade revient avec un écoulement blanchâtre; le dernier coït a eu lieu le 5 août. Le malade vient de s'aperce-voir de son écoulement. L'examen microscopique (thionine phé-niquée) décèle de nombreux gonocoques intra-cellulaires. Il y a peu de leucocytes; les gonocoques sont surtout dans les cel-lules épithéliales. Mais la réaction inflammatoire n'a pas encore eu le temps d'agir sérieusement.

1ᵉʳ lavage de l'urèthre antérieur avec solution de Hg. Cy. 2 p. 1000 indolent.

2ᵉ lavage le 8 août, à 8 h. du matin.

3ᵉ lavage le soir du 8 août, à 9 h. de 1 p. 1000.

Ces 2 lavages sont indolents (je ne pénètre pas dans la vessie).

10 août. Sécrétion albumineuse, absence de gonocoques, lavage de l'urèthre antérieur 3 p. 1000, sans douleur ; le soir lavage 2 p. 1000 sans douleur.

11 août. Goutte épaisse, blanche, recueillie par plaque. Un examen minutieux ne décèle pas de gonocoque, je fais un lavage 0,50 centig. pour 1000.

Le soir la sécrétion est insignifiante.

Revu les jours suivants. Guérison complète, urèthre reste un peu dur et douloureux à la pression.

OBSERVATION X

M., étudiant, 20 ans, vient le 9 juillet pour écoulement qu'il croit être spermatique. En réalité, blennorragie subaiguë avec cystite consécutive ; il urine à chaque instant. Examen de goutte (thionine phéniquée), gonocoques typiques.

1ᵉʳ lavage de l'urèthre antérieur à l'eau boriquée, instillation de 20 gouttes de solution de nitrate 1/50 dans l'urèthre postérieur.

10 juillet. La cystite a disparu.

11 juillet. Lavage au permanganate 0,25 centigr.

12 juillet.   —   —   0,25 centigr.

12 juillet   —   —

Ce malade est très sensible. Le lavage sans cocaïne se fait avec de grandes difficultés.

14 juillet. 4ᵉ lavage à 0,25 centigr.

15 juillet. Sécrétion insignifiante, absence de gonocoques.

19 juillet. Le malade est soumis à l'épreuve de la bière : il revient avec récidive nette.

20 juillet. 1ᵉʳ lavage Hg. Cy. 0,50 centigr. pour 1000.

21 juillet, 22 juillet, 23 juillet, lavages Hg. Cy. 1 p. 1000. Guérison radicale. Revu 3 semaines après.

OBSERVATION XI

M..., maçon, 28 ans, se présente chez moi le 26 août avec écoulement aigu.

Ce malade a eu une première blennorragie à l'âge de 16 ans; elle a persisté pendant 3 ans ; depuis il a continuellement des rechutes.

L'écoulement actuel remonte à 8 jours, le lendemain d'un coït.

Actuellement la sécrétion et très abondante ; mais il y a peu de réaction locale. Le malade a fait des injections de permanganate, de sulfate de cuivre, de nitrate d'argent; il a pris du salol, du santal, etc.. L'examen de la goutte (thionine phéniquée) montre des gonocoques typiques et très nombreux ; je constate que le méat est déformé et rétréci par une ancienne cicatrice de chancre.

26 août. 1er lavage de l'urèthre antérieur, 1 p. 1000. Hg. Cy.
        Lavage de l'urèthre postérieur, 1.50 p. 1.000. Hg. Cy.
Lavage sans douleur et très facile.

27 août. A 8 h. du matin. Sérosité grumeleuse a remplacé goutte verte ; il y a eu de la fréquence pendant 1 heure et de la cuisson en urinant.

2me lavage 1.50 p. 1000, lavage facile.peu de cuisson.Le soir, à 8 h. 3me lavage 2 p. 1000. Simple cuisson pendant 10 minutes.

28 août. Sérosité grumeleuse. Sans gonocoques. Lavage 3 p. 1000.

29. Suspension du traitement. Guérison confirmée. 8 jours après épreuve de la bière.

4 lavages ont suffi.

OBSERVATION XII

X ...,navigateur, 38 ans, vient le 25 août pour écoulement très abondant, date de 8 jours. Cependant il prétend avoir déjà eu un écoulement, il y a 3 mois, mais il disparut après quelques injections.

L'écoulement est vert, abondant. Gonocoques typiques. Malade très névropathe. Un lavage Hg. Cy. 1 p. 1000, dans l'urèthre antérieur, cuisson assez vive. Je revois le malade à 5 heures. Je fais un lavage complet. Après cocaïne Hg. Cy. 1 p. 1000.

Il y a déjà un écoulement séreux clair et très abondant.

26 août, 8 h. du matin. Exsudation séro-purulente extrêmement abondante. Un liquide clair presque transparent coule sans cesse.Je n'ai jamais vu une réaction aussi particulière ; le linge est empesé par des taches grises.

L'examen de la goutte montre quelques rares groupes de gonocoques extra-cellulaires.

2ᵒ lavage, 1 p. 1.000, après cocaïne, cuisson vive après le lavage, mais très tolérable.

27. Exsudation continue ; peu de leucocytes, encore quelques groupes de diplocoques.

Lavage 2 p. 1.000, après cocaïne, 1/2 litre. Cuisson très vive.

28. Exsudation persiste, pas de gonocoque.

Repos jusqu'au 5 septembre. Examen quotidien de la goutte. Sérosité. Montre absence de gonocoques.

Le 5 septembre, gonocoques reparaissent ; le malade avait pris quelques capsules de santal. Depuis 2 jours, l'exsudation a presque disparu.

Nouveau lavage après cocaïne, 1 gr. 50 p. 1.000 est mieux toléré que les jours précédents.

6 sept. Amélioration nette et écoulement plutôt séreux. Je fais un 2ᵉ lavage, 1 gr. 50 pour 1.000. Cuisson légère.

7 sept. La veille a beaucoup souffert après les deux premières mictions. Expulsion de quelques gouttes de sang. Goutte séreuse sans gonocoques. Je fais un lavage de 0.50 centigr. de Hg. Cy. après cocaïne. Sensation insignifiante.

8 septembre. La sécrétion est minime et transparente. Absence de gonocoques, quelques rares leucocytes. Lavage 0.25 cent. 1.000 Hg Cy. Après cocaïnisation, indolence complète. — Part pour l'Australie.

OBSERVATION XIII

L...., 22 ans. Blennorragie subaiguë depuis 1 mois. Traitements par le sulfate de zinc et les balsamiques dès le début.

Goutte verte, épaisse, farcie de gonocoques intra-cellulaires.

1ᵉʳ lavage Hg. Cy. 0.50 cent. p. 1.000, facile sans cocaïne dans les 2 urèthres.

Le lendemain 20 sept., lav. 1 gr. 50, irritation vive, on ne peut faire pénétrer que 300 gr. de la solution.

Du 22 au 28, lavages variant de 0,50 cent. à 2 gr. Ce dernier lavage est assez bien toléré. Mais la goutte reste verte, épaisse, et la sensibilité est devenue très vive.

En somme, échec complet jusque-là, et suspension du traitement.

Revu le 4 octobre, depuis la suspension du traitement. Exacerbation. Lymphangite de la verge. Adénopathie inguinale.

Le 7 octobre. Epididymite légère à gauche.
Traitement antiphlogistique.

OBSERVATION XIV

B..., professeur, 50 ans ; vient le 19 sept. pour écoulement qui
date de un mois, mais il croit avoir subi une nouvelle infection
8 jours auparavant. Goutte pleine de gonocoques ; depuis l'âge
de 25 ans, il a eu des chaudes-pisses multiples.

Le 19 sept. lavage avec Hg. Cy. 1 gr. p. 1000 après cocaïnisation, presque indolent.

Le 20. Sécrétion minime, lavage avec 1 gr. 50.

Le 21. Sécrétion séro-hématique, caractéristique. Exsudation
considérable, traverse la ouate et le pantalon. lavage 1 gr. 50.
Examen de goutte, quelques leucocytes, globules sanguins
abondants, absence de gonocoques.

Le 22. La cuisson après le lavage précédent a été assez vive,
le canal est un peu tuméfié, je fais un lavage à 0,50 cent. pour
1.000.

Le 23. Exsudation continue. Absence de gonocoques. Suspension du traitement.

Le 27. Exsudation continue, mais moindre, ex microscopique : montre quelques globules sanguins et absence de gonocoques.

Le malade me paraît guéri; je n'ai pu le suivre. car il est parti
le 28 pour l'Algérie.

OBSERVATION XV

F..., 22 ans. Étudiant en médecine. Blennorragie depuis un
mois. C'est la seconde ; la première avait guéri en quelques semaines.

Ex. microscopique de la goutte décèle gonocoques multiples.

Un lavage le 19 sept. avec Hg. Cy., 1 p. 1.000. 2 urèthres.

Le 20 sept. 2ᵉ lavage. 1 gr. 50 après cocaïne, le pus persiste.

22 sept. Il dit avoir éprouvé une vive cuisson la veille ; l'écoulement caractéristique a paru : exsudation abondante, goutte
séreuse, jaune. Examen de goutte, absence de gonocoques.

23 sept. Guérison paraît assurée. Suspension du traitement.
L'exsudation continue. Absence de gonocoques. Quelques leucocytes seulement. Globules sanguins nombreux.

Revu 10 jours après, guérison confirmée.

OBSERVATION XVI

M..., 25 ans, vient le 26 sept. pour écoulement qui date, dit-il, de trente-six heures. Dernier coït il y a 4 jours. gouttes verdâtres. Gonocoques caractérisés intra-cellulaires.

26 sept. 2 lavages Hg. Cy. 1 p. 1000 dans l'urèthre antérieur.

Le 27 sept., le malade paraît guéri, mais l'examen microscopique montre un groupe suspect.

Le 28 au matin, l'écoulement a reparu subitement. Leucocytes farcis de gonocoques. Je conclus à l'invasion de l'urèthre profond. Je fais un lavage complet des 2 urèthres à 3 p. 1000. Ce lavage se fait facilement sans douleur. après cocaïnisation. Le soir, lavage à 5 p. 1000.

Le 29. Exsudation caractéristique. Goutte séro-grumeleuse.

Du 30 septembre au 6 octobre. lavages matin et soir après cocaïnisation. Les doses ont varié, suivant l'inflammation, de 0,25 centigr. à 1 gr. 50. Malgré la persistance de l'écoulement séreux, il n'a pas été possible de faire disparaître complètement les gonocoques. L'examen minutieux finit toujours par trouver quelque groupe.

Le 6. Je tente instillations de protargol suivant la méthode de Noguès. Malgré 5 instillations, le statu quo persiste. Je suspens le traitement.

Le 11 octobre. Exsudation persiste très abondante, avec un lavage de 0.25 centigr. de permanganate de potasse qui a été très irritant et a déterminé des érections très douloureuses la nuit. Le protargol a également été employé sans succès. Mais la miction est resté douloureuse.

Interruption du traitement. Echec des plus nets.

OBJETS UTILES AUX URINAIRES

PAR

Le Dr Jean ESCAT (de Marseille).

Muselière élastique destinée à fixer la sonde à demeure et à permettre la déambulation.

Cette muselière est l'analogue de celle que j'ai proposée et dont j'ai donné la description dans mon mémoire sur le drainage prolongé de la vessie par les voies naturelles (1).

Plus que jamais partisan de la sonde à demeure dans les rétentions chroniques, j'ai cherché à améliorer les moyens de fixation et de fonctionnement de cette sonde.

Le système d'attache que je vous présente diffère de celui de 1896, par la facilité extrême du changement de la sonde, par le mode d'entrecroisement des lanières qui se fait à plat et par l'addition d'une jugulaire antéro-postérieure mobile qui empêche la sonde de basculer en avant ou en arrière.

Chez certains malades, dont la couronne du gland est saillante, la muselière peut être réduite au collier et aux lanières latérales qui vont former gouttière de fixation à la sonde.

Le malade peut alors placer lui-même sa sonde avec une mise au point parfaite.

Il est encore très facile de réduire cet appareil et de l'utiliser pour le maintien des sondes chez la femme.

---

(1) ESCAT. *Annales G. urinaires.* Drainage prolongé de la vessie par les voies naturelles.

Chez cette dernière, il suffit de conserver les deux lanières en avant du collier.

Une fente pratiquée à leur extrémité permet d'enserrer
une touffe de poils, un lien quelconque complète la fixation.

Les quelques figures que je joins à ces lignes en diront
plus que toute description.

En dehors de la déambulation pour laquelle ce moyen

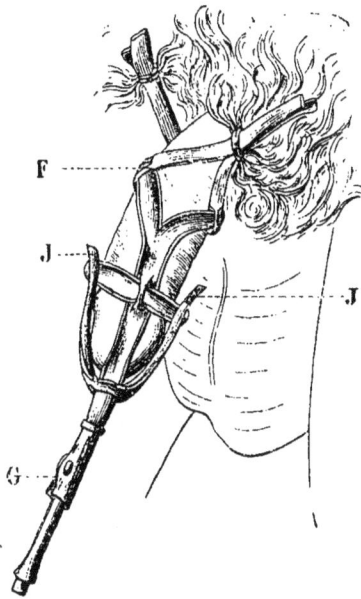

Fig. 1.

d'attache m'a rendu les plus grands services depuis mon
mémoire de 1897, je l'utilise toutes les fois que je prolonge
le drainage pendant plusieurs semaines. Il permet d'assu-
rer aux organes du malade, particulièrement au gland et au
méat une propreté rigoureuse, les toilettes et les change-
ments de sonde se font très facilement. Si les organes sont
tenus propres, on n'observe jamais d'excoriation. Après
les toilettes je mets un peu de poudre d'amidon ou mieux.

de talc sur la verge et la peau tolère ainsi parfaitement le contact du caoutchouc.

Je n'apporte pas aujourd'hui les résultats que j'ai obtenus par le drainage prolongé de la vessie. Je puis dire cependant qu'ils sont conformes aux conclusions que j'ai formulées en 1896. Contre les difficultés du cathétérisme,

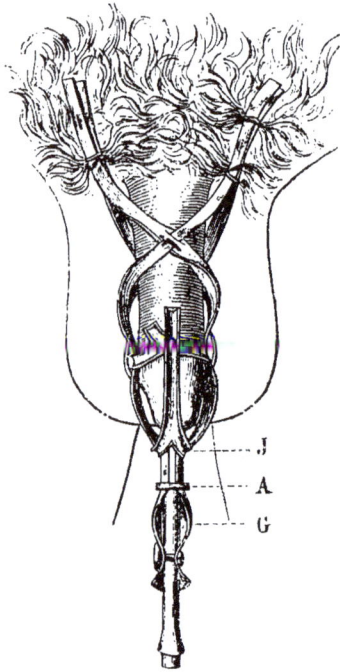

Fig. 2.

contre l'infection, la douleur et l'hémorrhagie. Je crois que la sonde à demeure bien placée, bien surveillée, donne le possible thérapeutique chez les prostatiques. Mal placée, au contraire, elle devient le pire des corps étrangers et crée une pseudo-indication de cystostomie.

Cette muselière peut être faite en quelques minutes avec un bout de drain de 0,01 centimètre de diamètre et de 0,25 centimètres de longueur. Il suffit de le fendre, de le renverser et d'entrecroiser les bandelettes comme sur les figures.

Le drain est fendu longitudinalement et complètement sur un de ses côtés. L'autre côté est fendu également jusqu'à 0,03, ou 0,04 centimètres du bout, on réserve ainsi

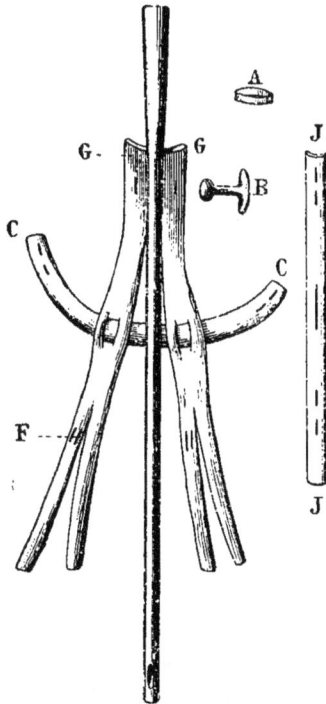

Fig. 3.

une gouttière G G dans laquelle la sonde sera fixée par un bouton de chemise.

Un collier C C est formé avec une lanière de drain, il réunit les deux lanières latérales derrière la base du gland.

Les 2 lanières latérales sont fendues jusqu'à 0,03 centimètres du collier et divisées chacune en 2 lanières que l'on entrecroise ; il suffit de voir les doubles fentes F F pour comprendre le mode d'entrecroisement.

Un anneau A, coupé dans un drain, sert de régulateur suivant que le gland est petit ou volumineux, il raccourcit ou allonge les deux lanières qui l'enserrent.

Une lanière de caoutchouc fendue au milieu J est transformée en jugulaire antéro-postérieure, la sonde et la gouttière sont engagées dans le milieu de cette lanière dont les deux bouts sont reliés au collier J' J" (la jugulaire ne sert que pour la déambulation.) Les bandelettes sont fixées aux poils ou à un suspensoir.

Canule uréthrale en cuivre argenté avec robinet à bascule.

Cette canule a été fabriquée par MM. Cezérac et Soux, de Marseille sur mes indications. Elle est destinée aux vieillards rétentionnistes qui ne peuvent utiliser la seringue vésicale. D'un maniement très simple, elle n'exige ni robinet ni clef à ressort, au-dessus d'elle, pour interrompre l'arrivée du liquide. Elle ne risque pas de s'ébrécher comme les ca-

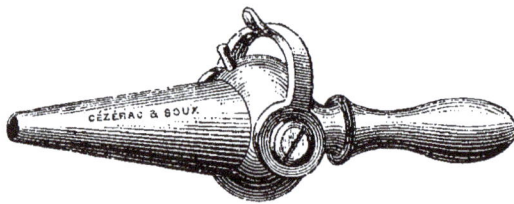

Fig. 4.

nules de verre et de blesser le méat des vieillards dont la vue est faible. Enfin il est très facile de la stériliser et le nitrate d'argent ne l'attaque pas.

C'est en somme un robinet laveur que je substitue au robinet laveur de Duchastelet quand je ne puis utiliser la seringue.

Seringue vésicale stérilisable en aluminium.

Je vous présente une seringue vésicale en aluminium que notre habile fabricant, M. Collin, a bien voulu faire construire sur mes indications.

Je désirais avoir un instrument essentiellement pratique pour les malades et le médecin, une seringue très légère, facilement stérilisable à l'eau bouillante ou au nitrate d'argent et n'ayant aucun angle difficile à nettoyer.

Cette seringue dont le piston est en caoutchouc et à vis de réglage pareil à celui de la seringue d'Albarran, a très bien fonctionné pendant quelque temps. Mais il semble que l'aluminium s'encrasse rapidement et nuise au jeu du piston. Je crains d'être obligé d'abandonner ce métal et de revenir au métal argenté utilisé pour le modèle d'Albarran, tout en conservant la forme actuelle et en diminuant le poids dans les mesures compatibles avec la solidité (1).

(1) Je puis actuellement revenir sur les réserves émises, par moi, dans la séance du 23 octobre.

La seringue en aluminium fonctionne parfaitement et d'une façon continue, si on a soin de graisser le piston avec de la glycérine ; j'ai eu recours à ce moyen, une fois, depuis quatre semaines et le jeu du piston est toujours parfait (2 décembre 1898).

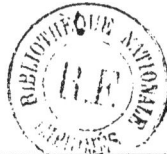

Clermont (Oise). — Imprimerie DAIX frères.

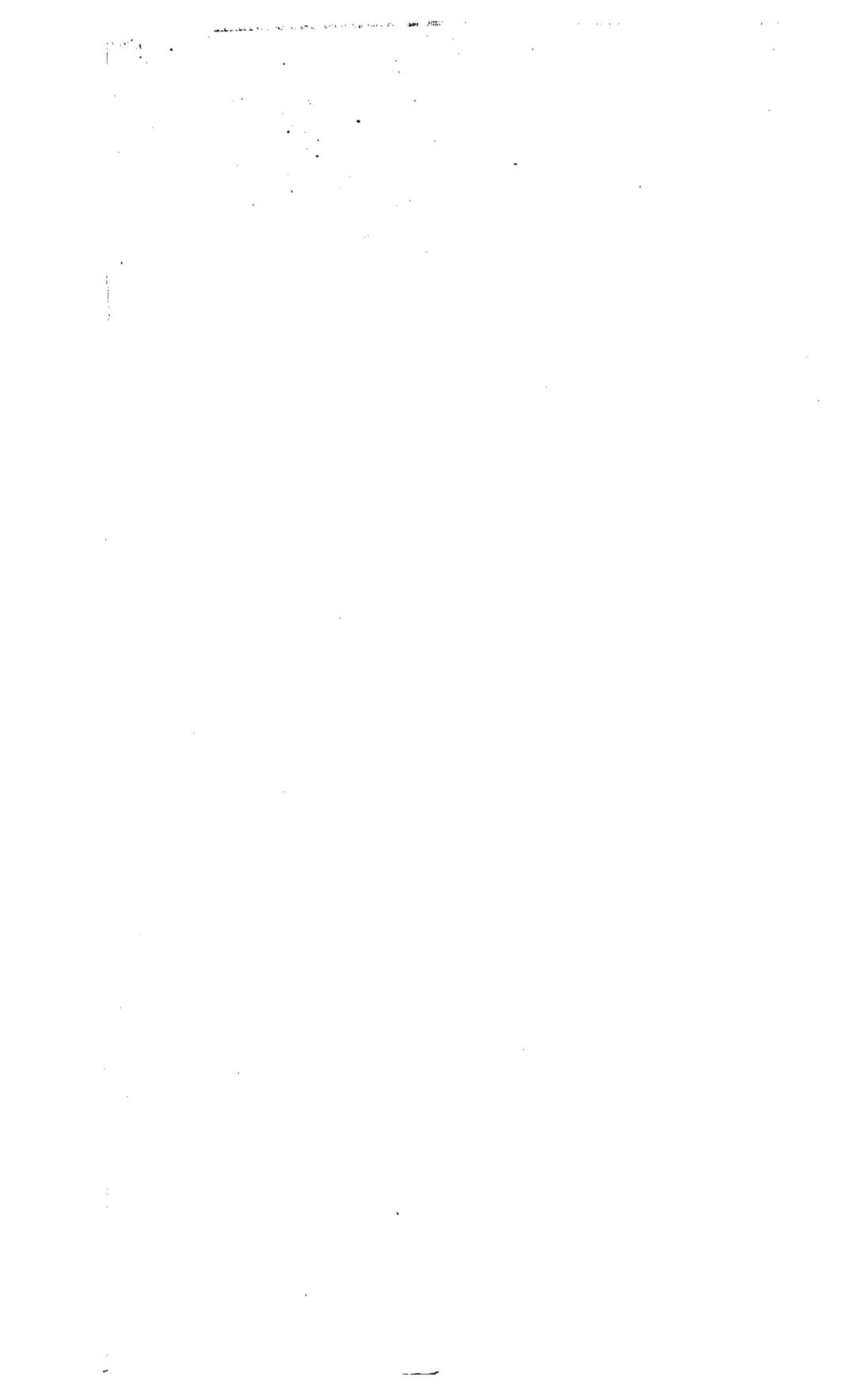

www.ingramcontent.com/pod-product-compliance
Lightning Source LLC
Chambersburg PA
CBHW060443210326
41520CB00015B/3827